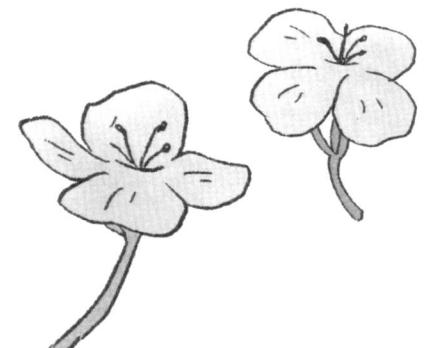

목차

개나리	2	봄 소풍	14
입학식	3	꽃지짐	15
꿀벌	4	새싹	16
황사	5	팬지	17
봄동	6	달래	18
쑥	7	진달래	19
입춘대길	8	어린이날	20
튤립	9	삼짇날	21
유채꽃	10	꽃샘추위	22
춘곤증	11	두릅	23
민들레	12	할미꽃	24
개구리	13		

봄을 알리는 개나리

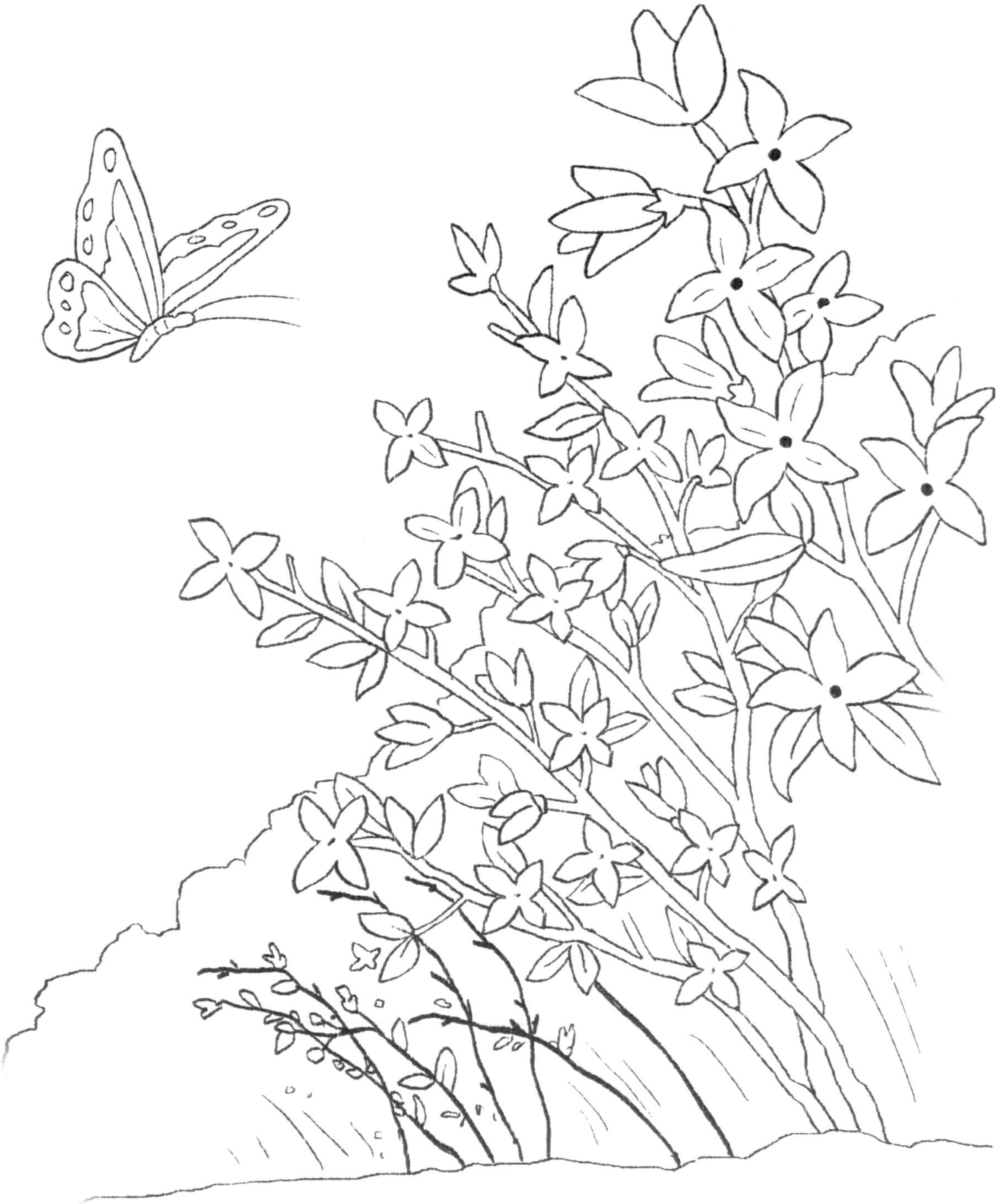

개나리는 무슨 색 꽃인가요?

가슴 설레는 입학식

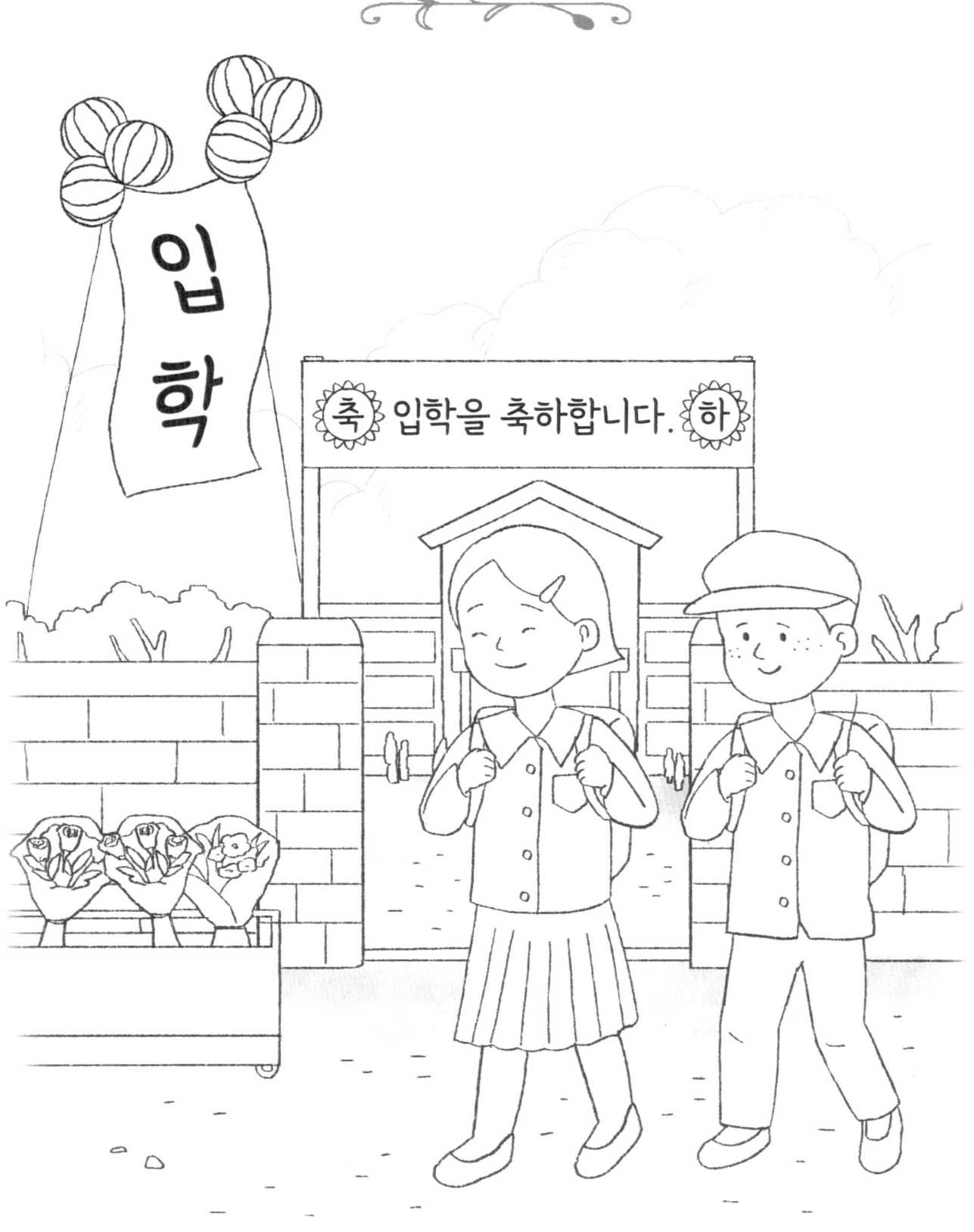

입학하는 아이들의 마음은 어떨까요?

봄을 알리는 곤충, 꿀벌

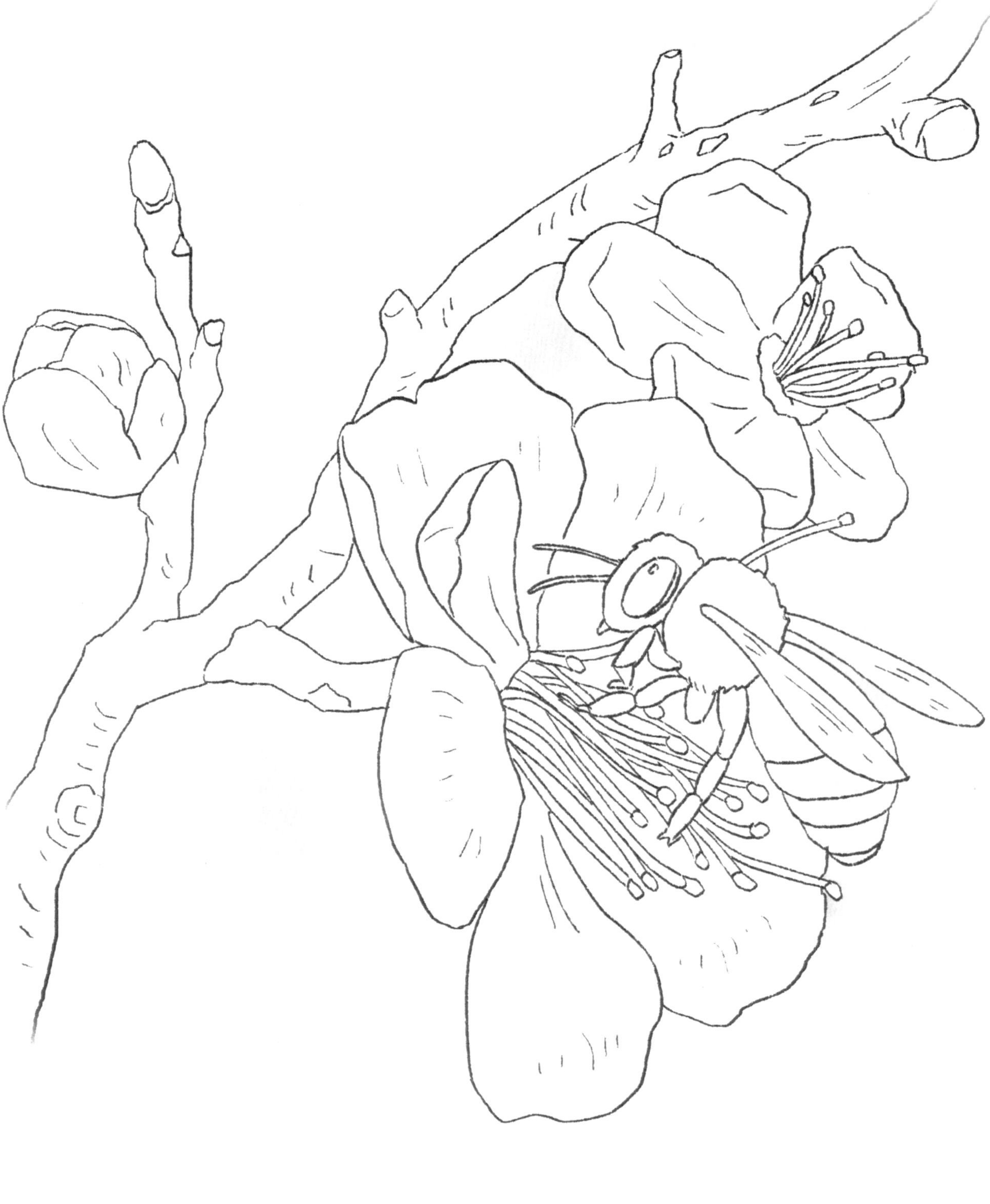

알고 있는 벌의 종류를 모두 말해보세요.

봄이 되면 하늘을 뒤덮는 황사

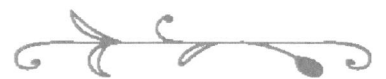

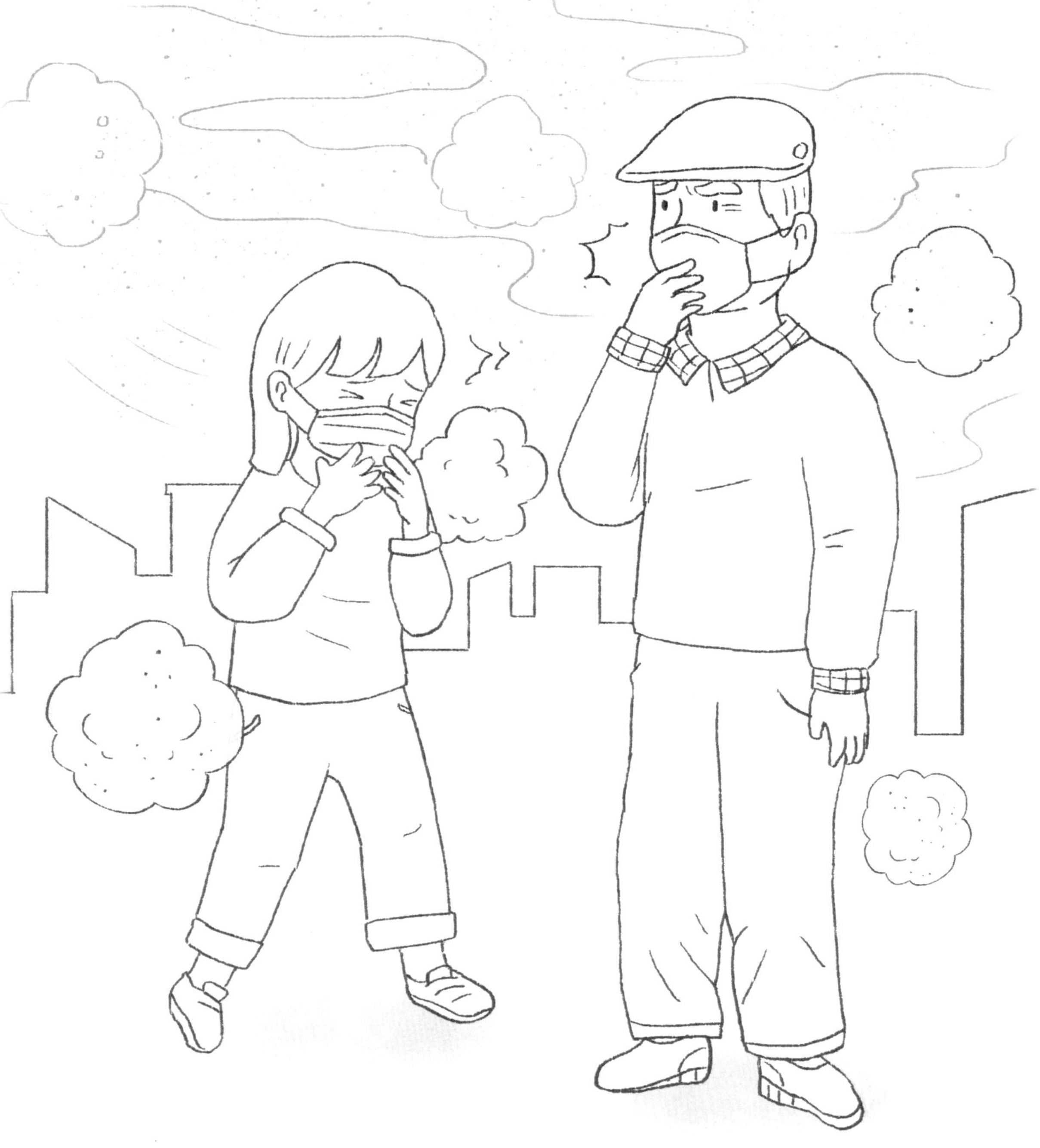

황사와 미세먼지가 심한 날은 기관지를 촉촉하게
유지하는 것이 중요합니다.

봄나물 봄동

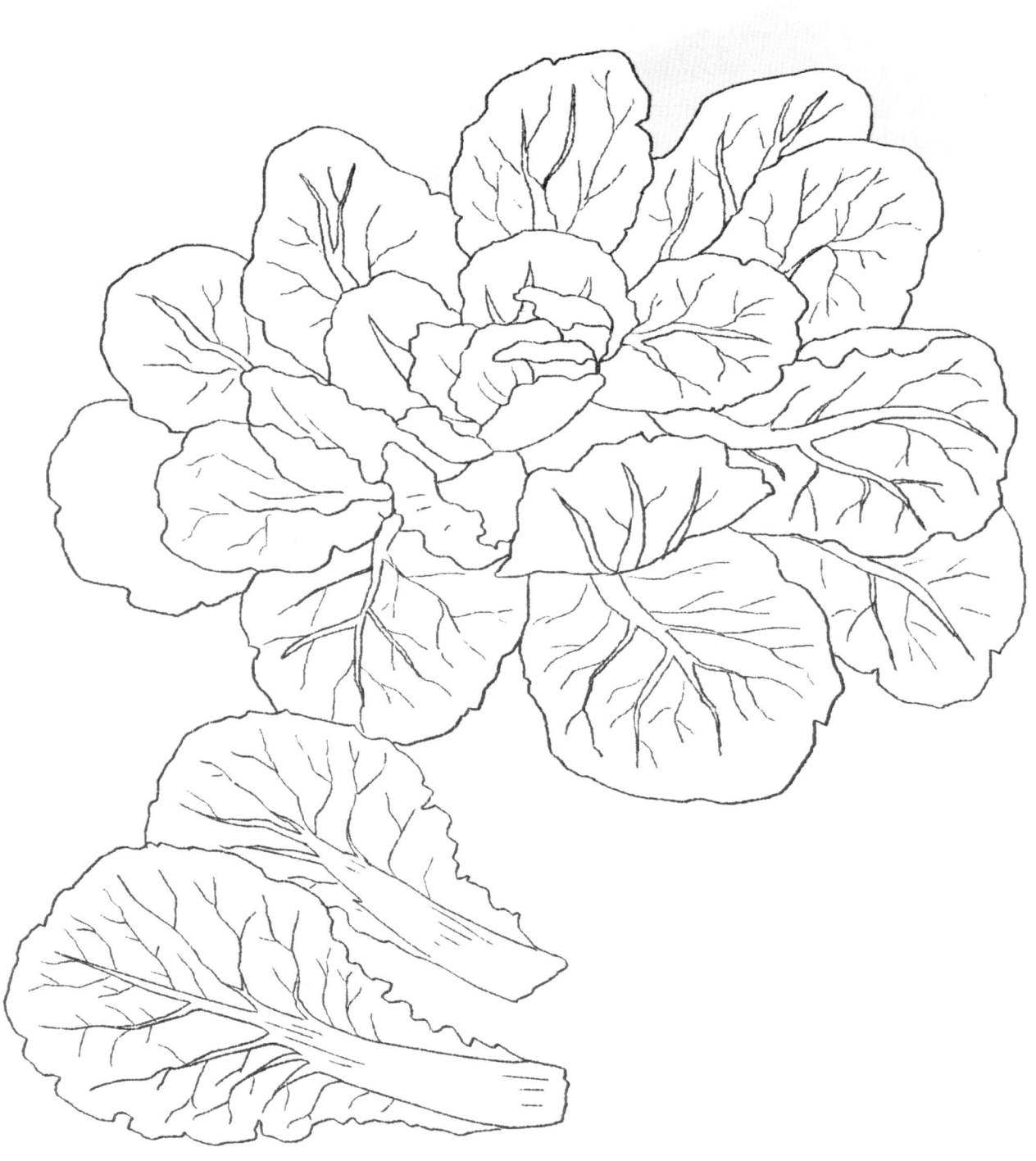

봄동으로 어떤 음식을 만들 수 있을까요?

봄나물 쑥

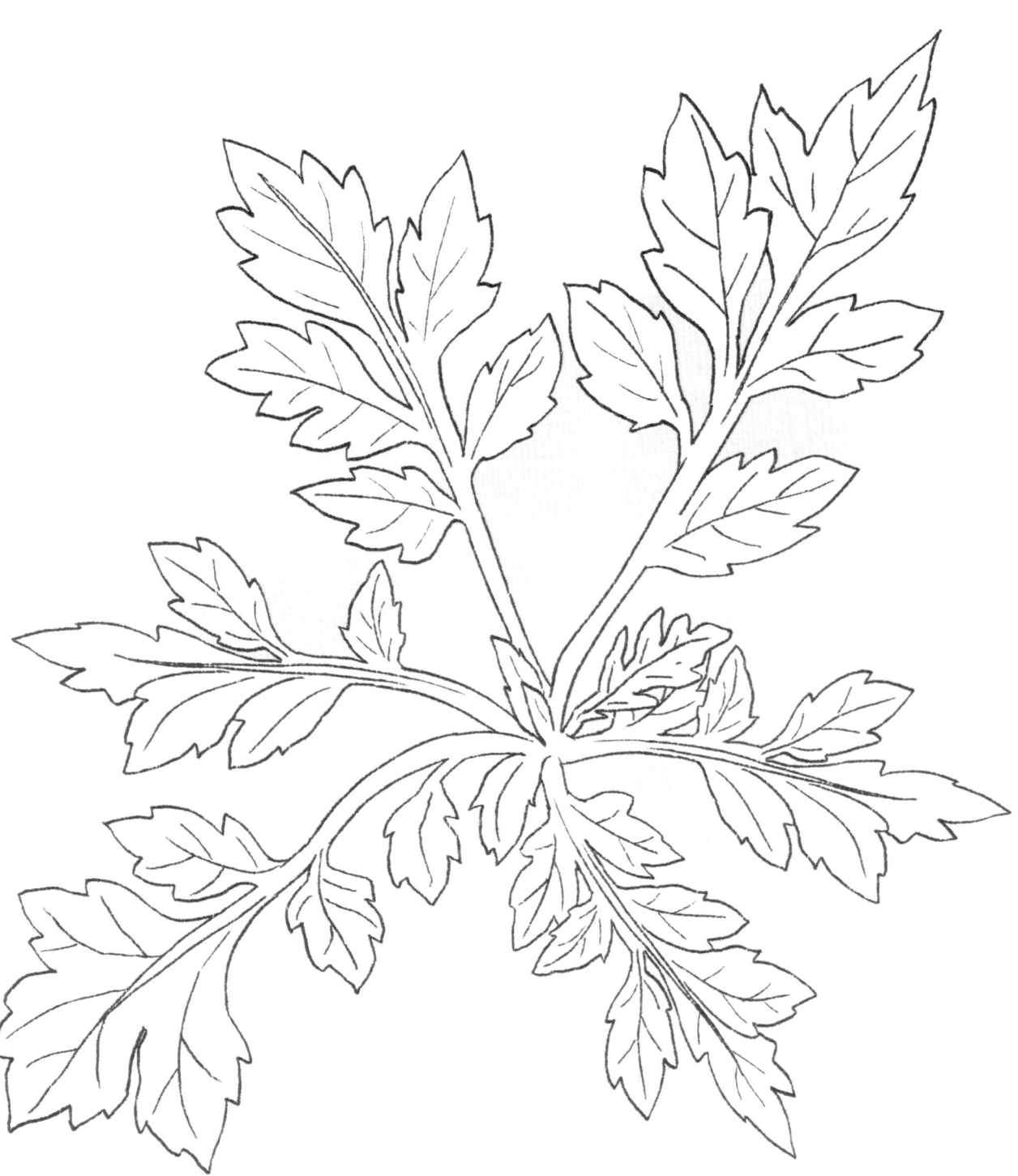

단군신화에서 곰과 호랑이는 쑥과 무엇을 먹었나요?

좋은 일이 가득하길 바라는 마음, 입춘대길

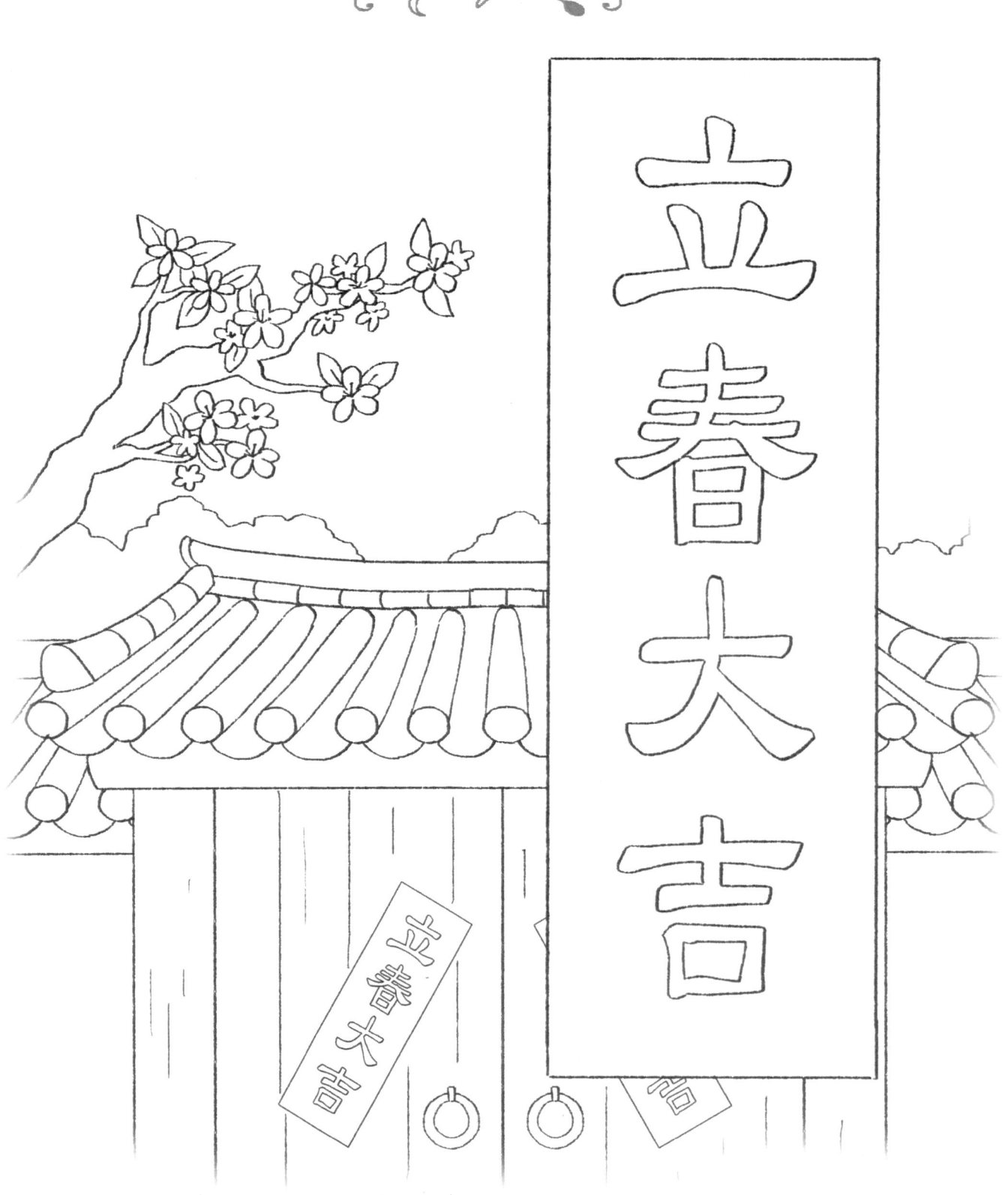

알고 있는 절기의 이름을 말해보세요.

알록달록 아름다운 색의 튤립

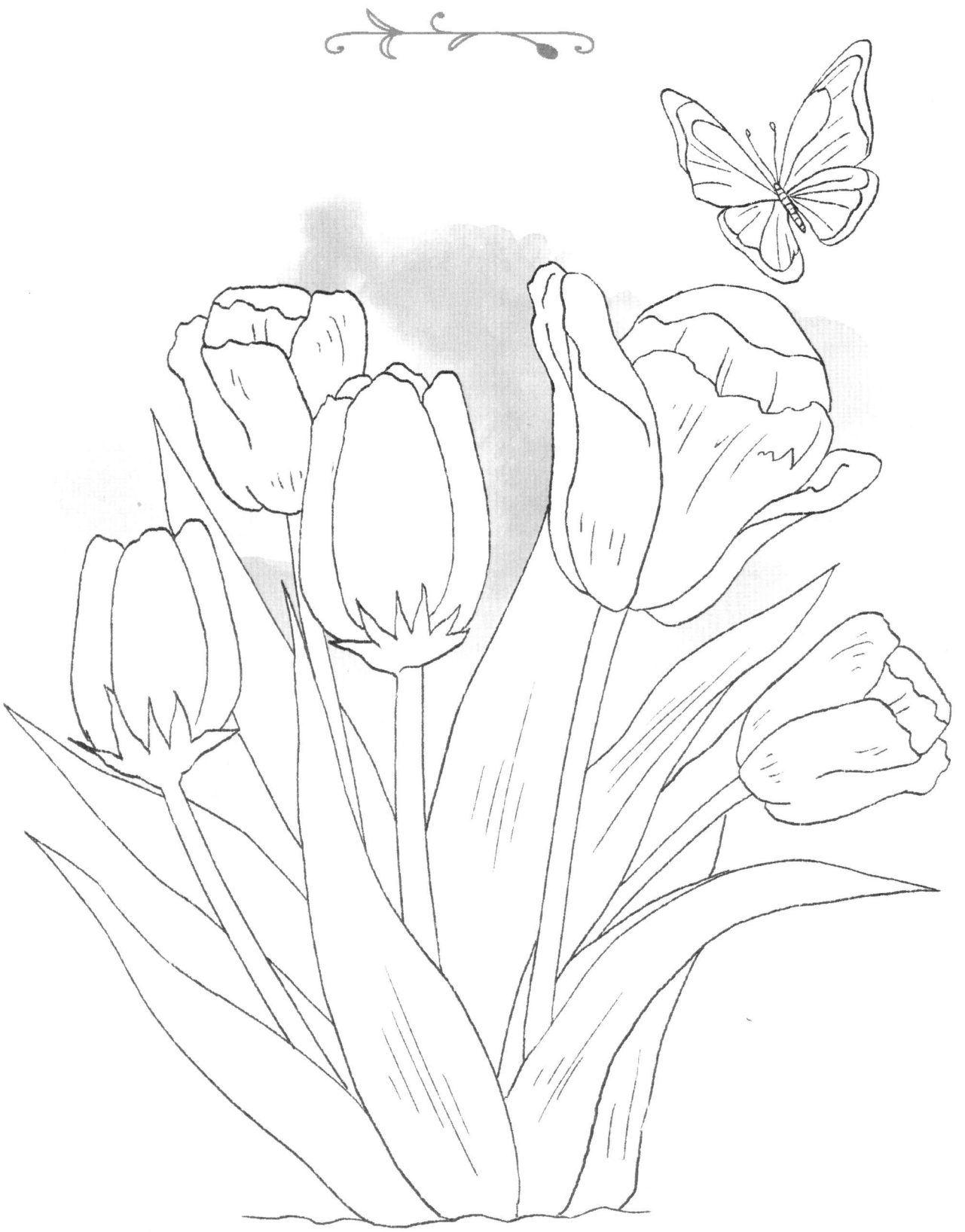

빨간색 튤립의 꽃말은 사랑의 고백입니다.

노랗고 귀여운 유채꽃

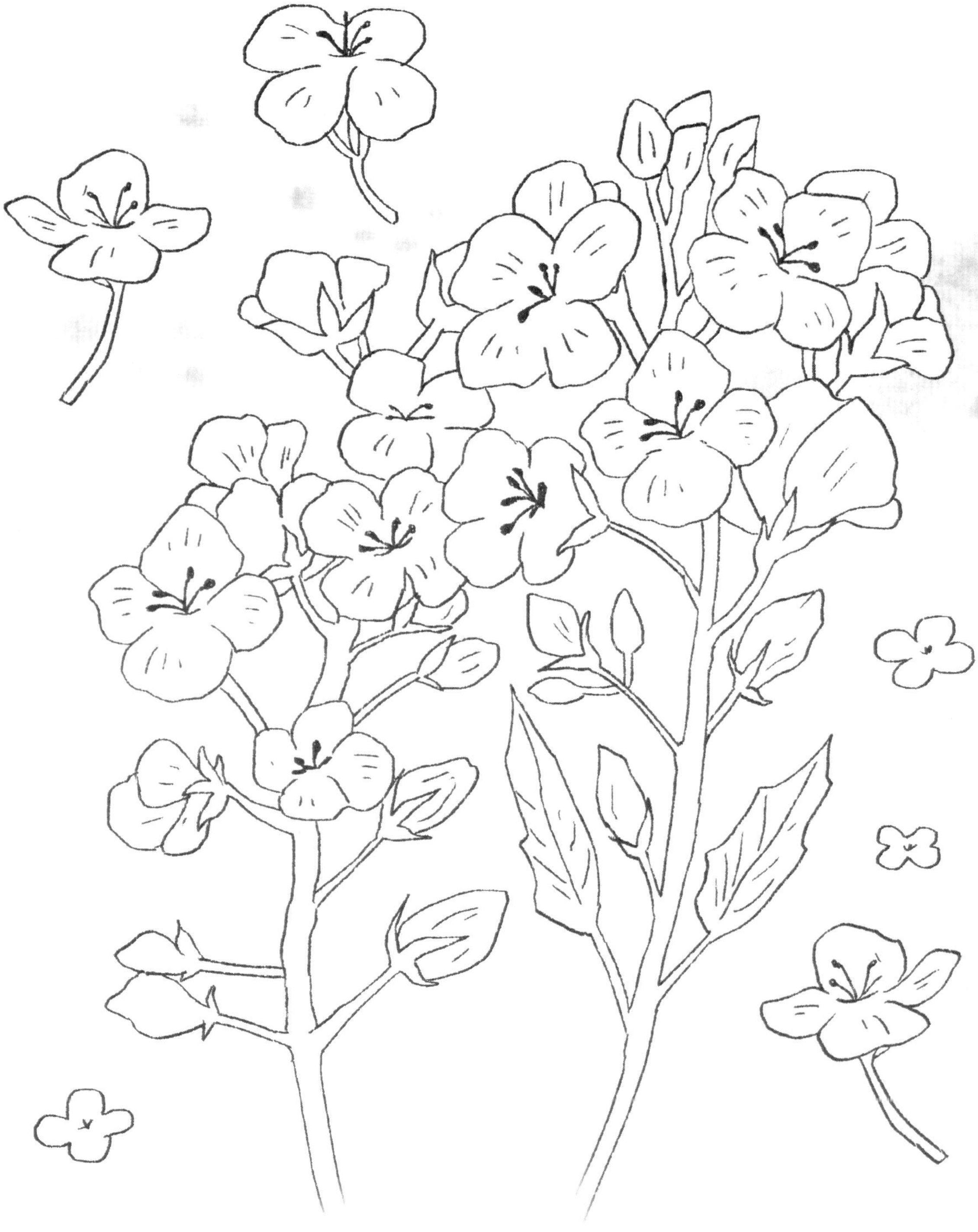

주변에서 유채꽃을 볼 수 있는 곳이 있나요?

따뜻한 봄바람에 나른해지는 춘곤증

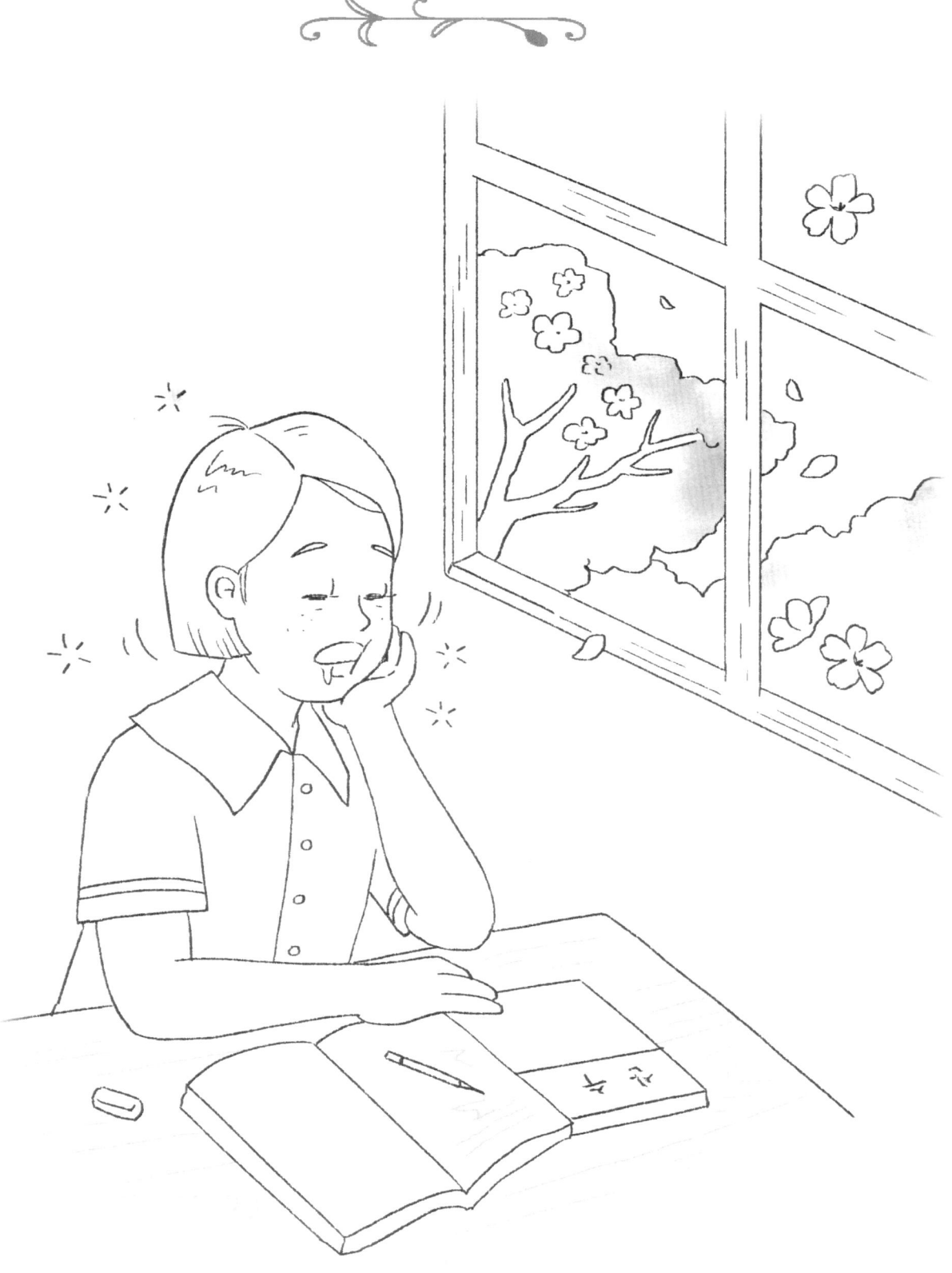

평소 규칙적이고 적당한 운동으로 춘곤증을 이겨낼 수 있습니다.

노랗게 흔들리는 민들레

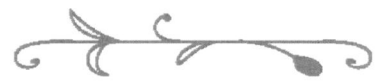

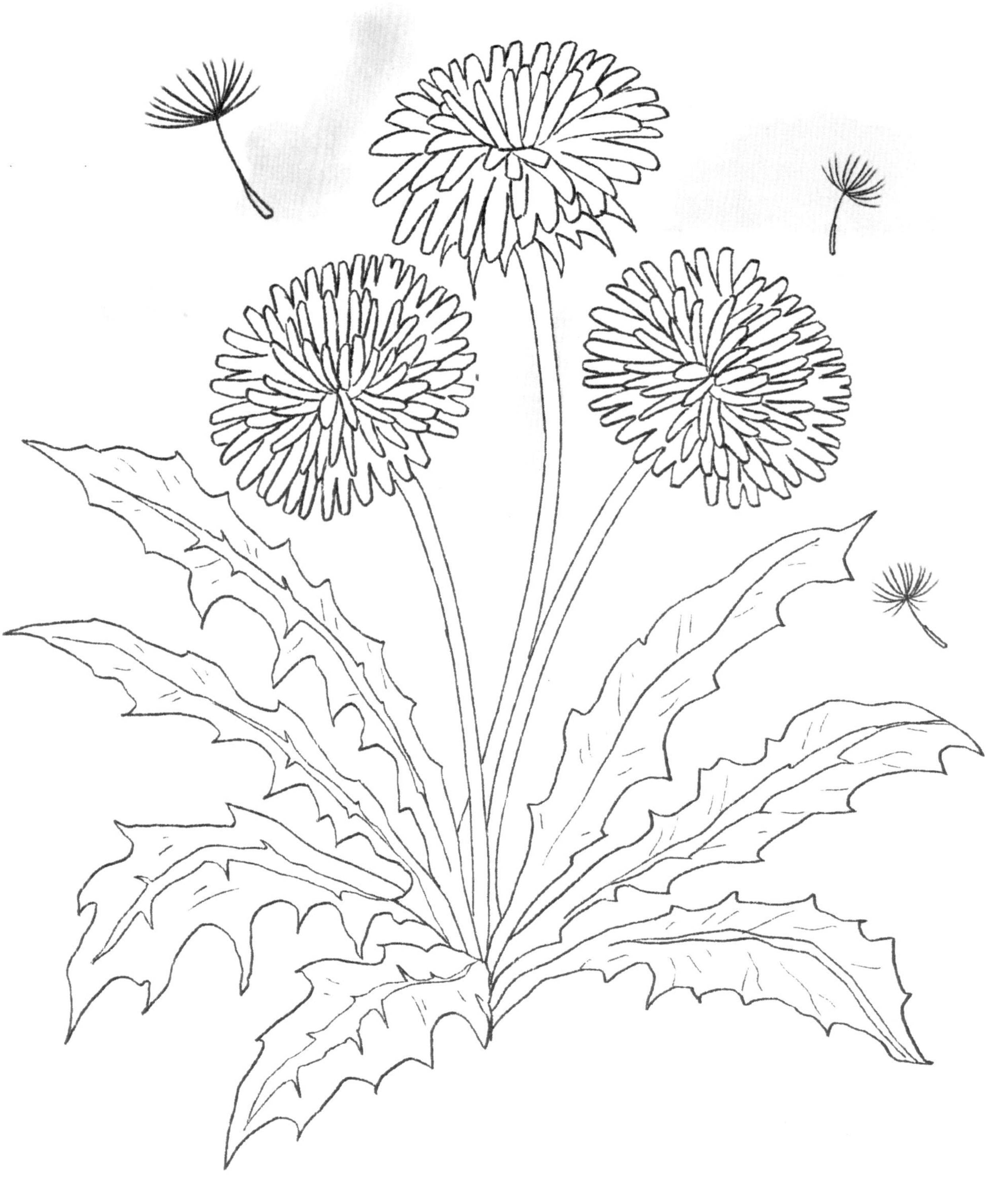

민들레 꽃씨를 불어본 경험이 있나요?

봄 내음에 잠 깬 개구리

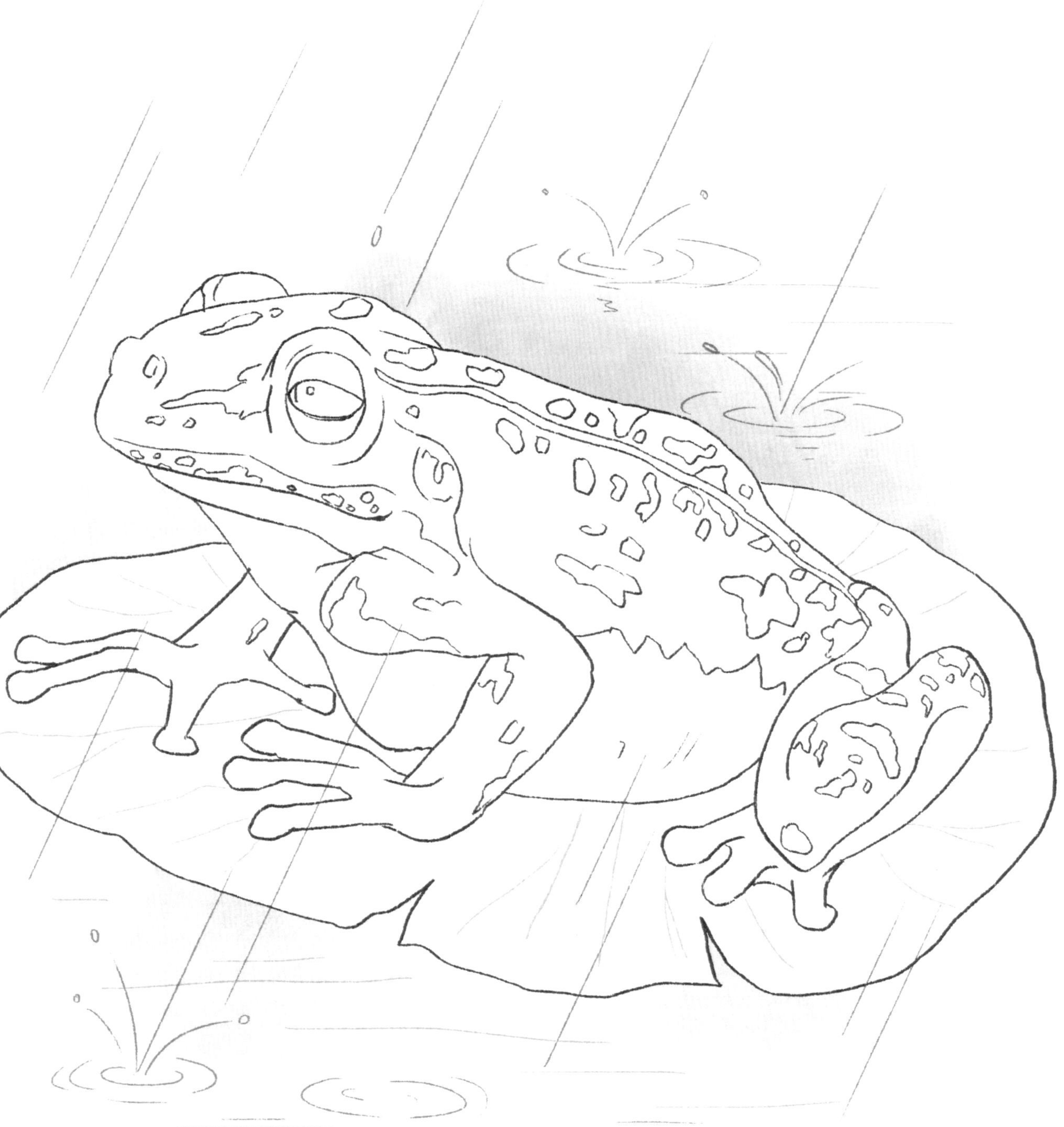

경칩은 만물이 겨울잠에서 깨어나는 절기입니다.

즐거운 봄 소풍

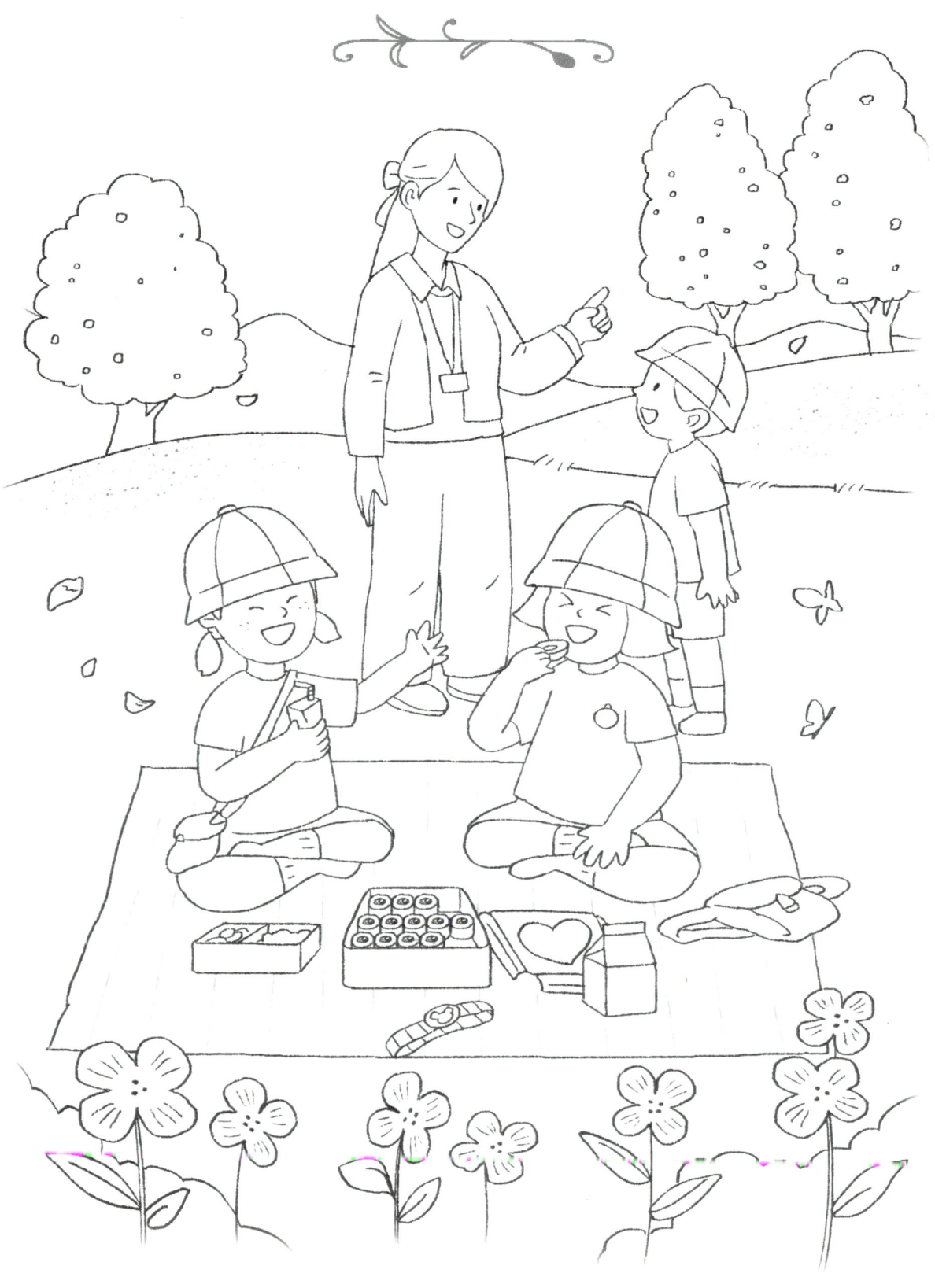

봄 소풍 장소로 기억나는 곳이 있나요?

향긋한 꽃지짐

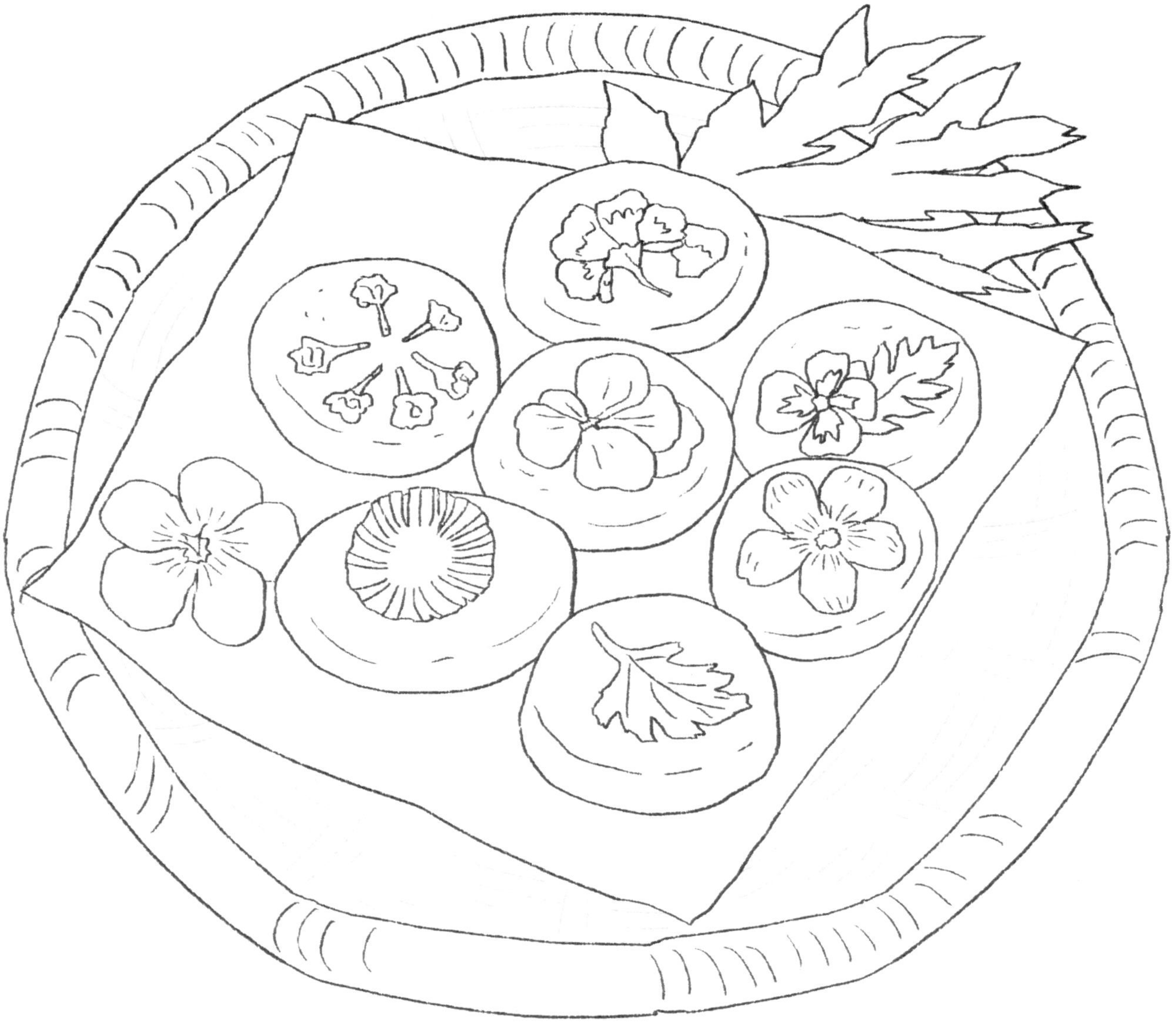

어떤 꽃으로 꽃지짐을 할 수 있을까요?

봄을 알리는 새싹

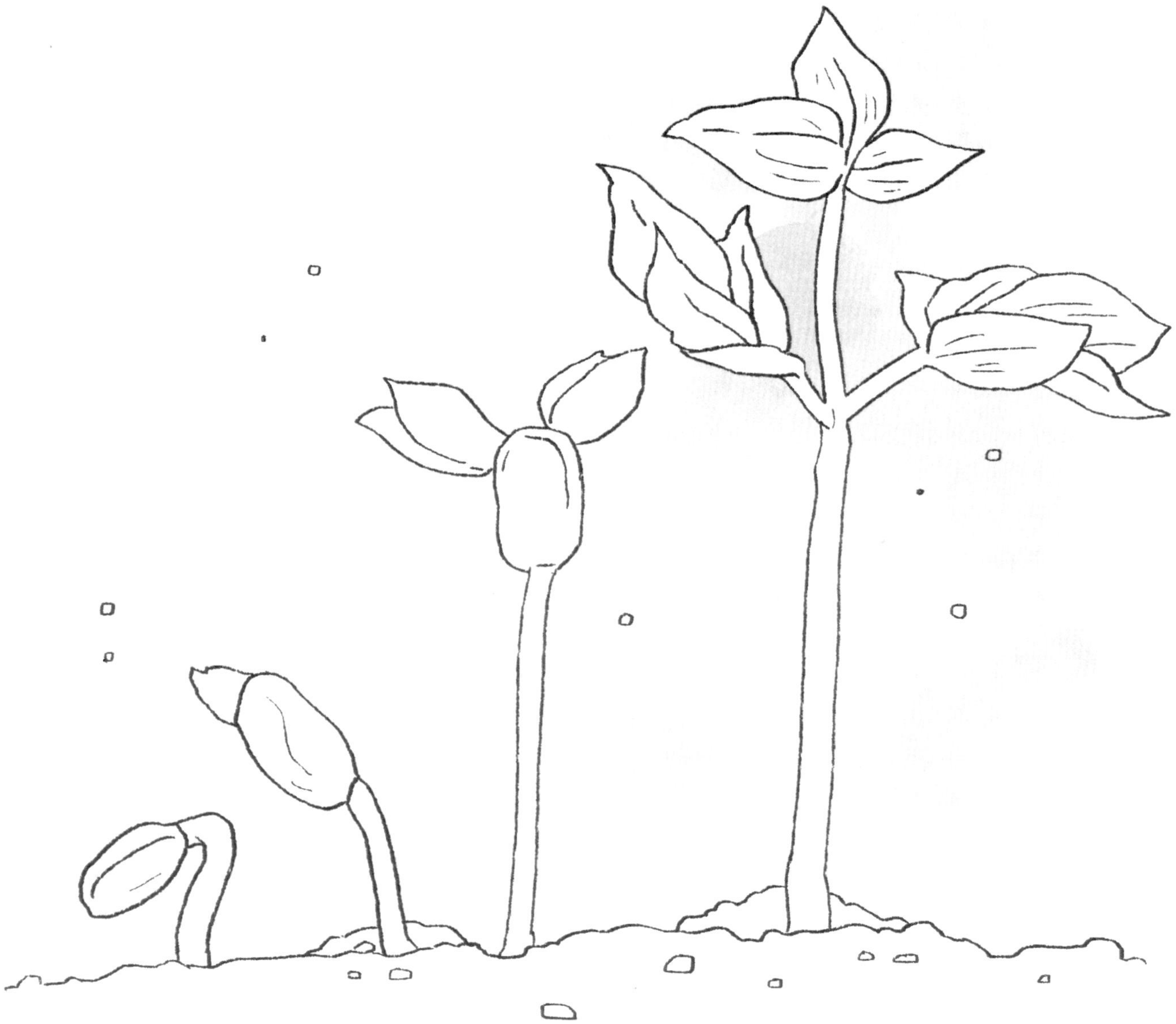

식물을 키워본 경험이 있나요?

알록달록 화려한 팬지

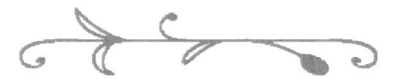

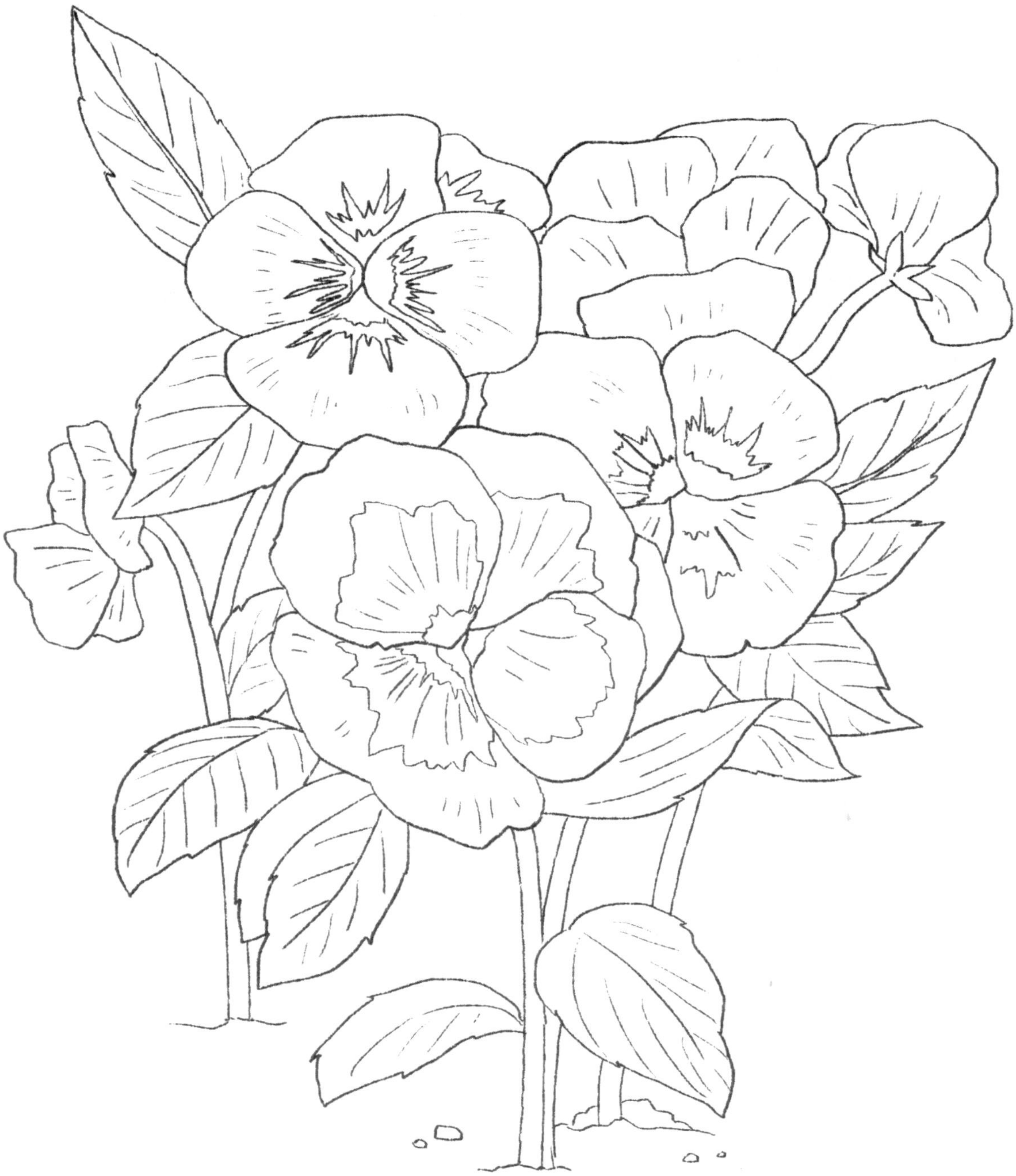

팬지는 삼색제비꽃이라고도 불립니다.

향긋한 봄나물, 달래

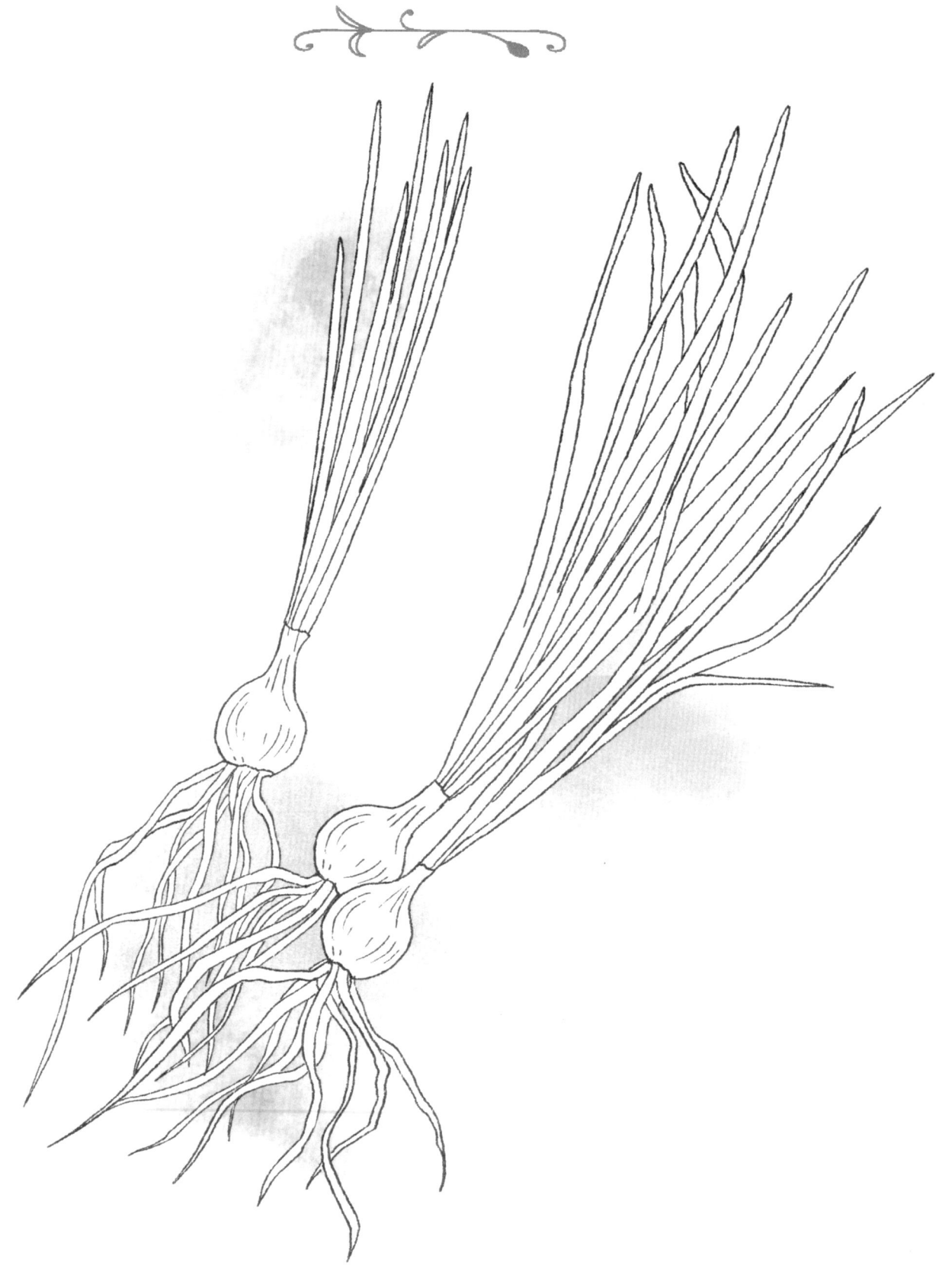

달래로는 어떤 음식을 만들 수 있나요?

봄의 전령, 진달래

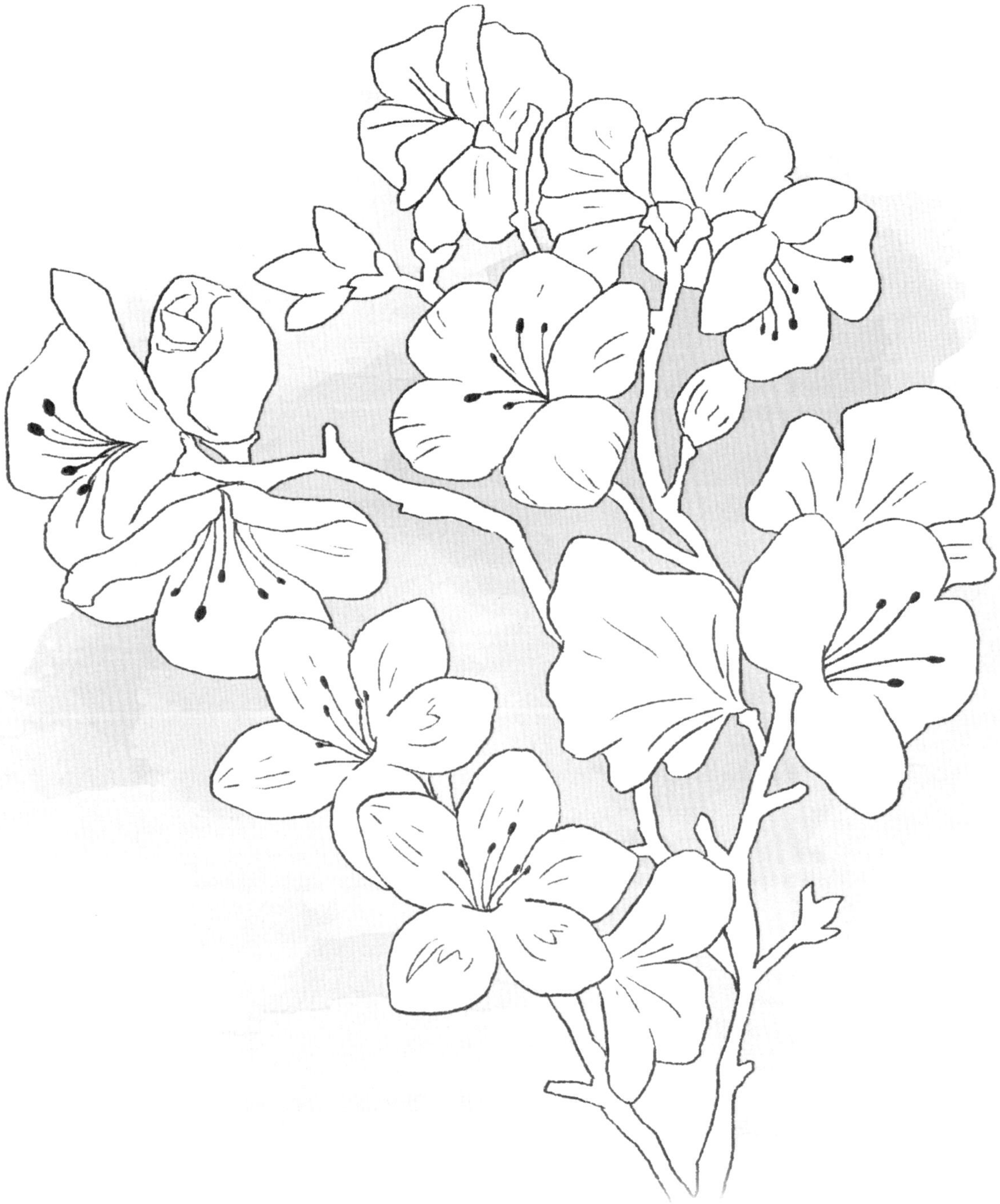

진달래는 보통 무슨 색인가요?

즐거운 어린이날

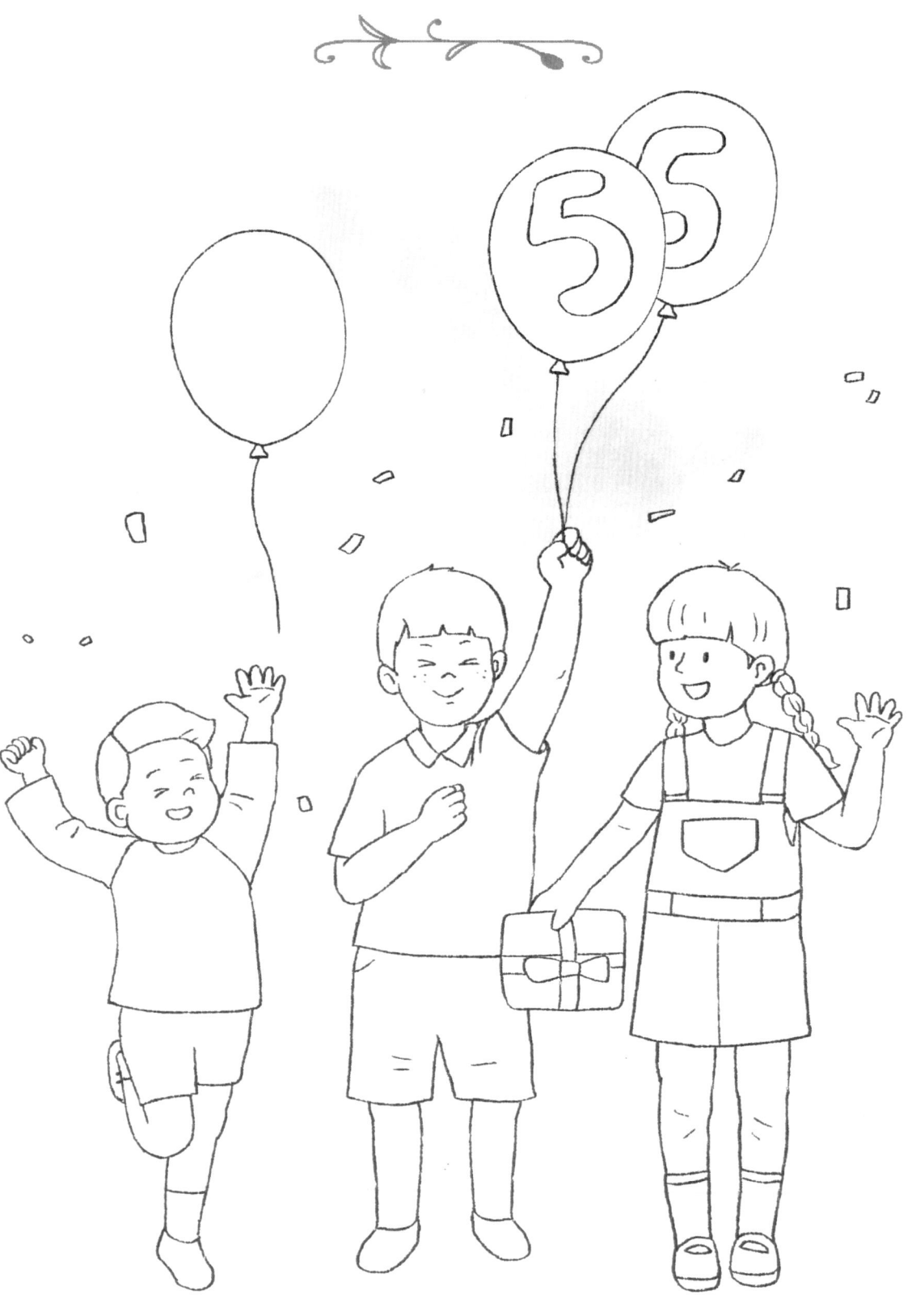

어린이날은 언제인가요?

제비가 돌아오는 삼짇날

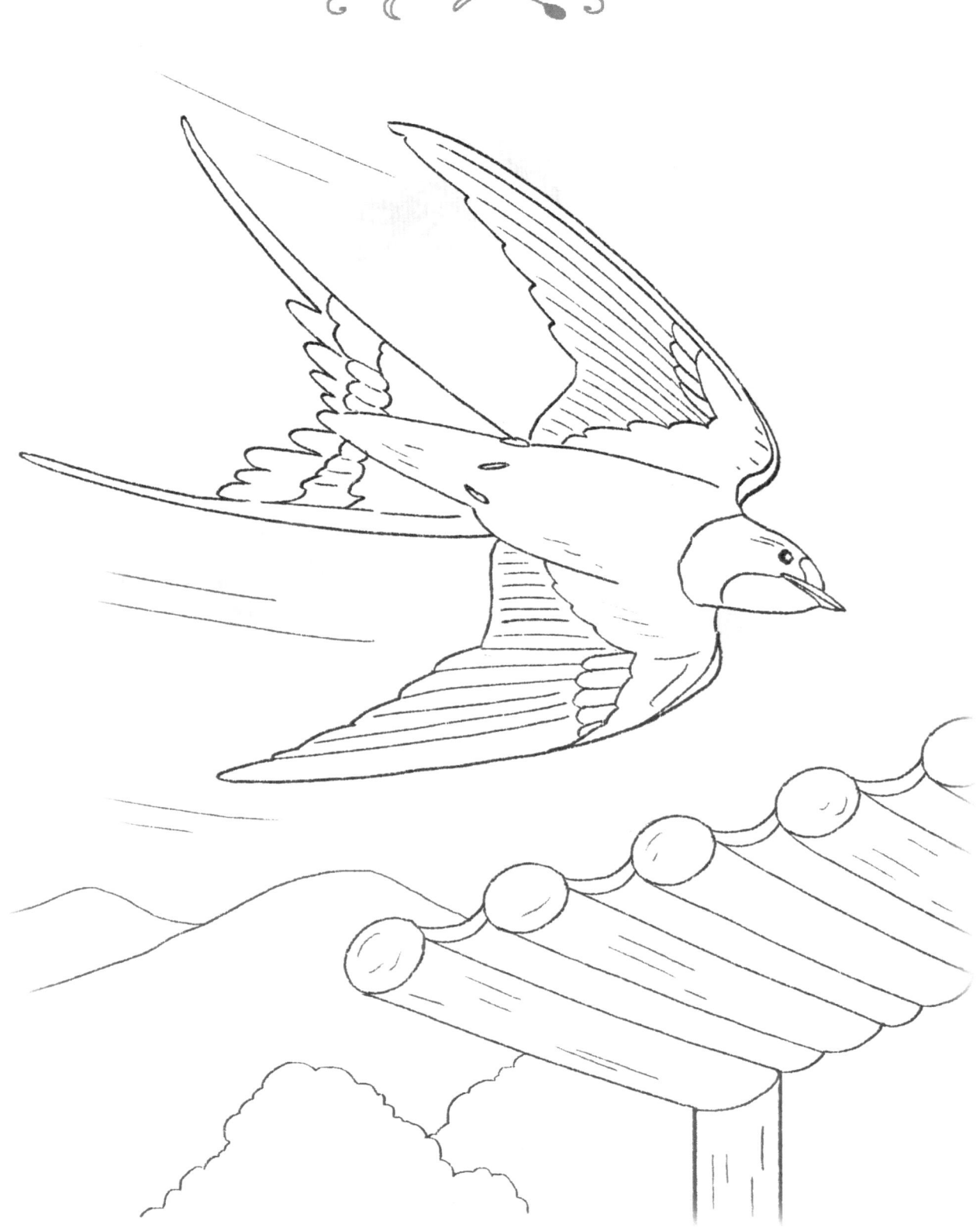

삼짇날은 강남 갔던 제비가 봄을 알리러 돌아온다는 날입니다.

봄철에 일시적으로 추워지는 꽃샘추위

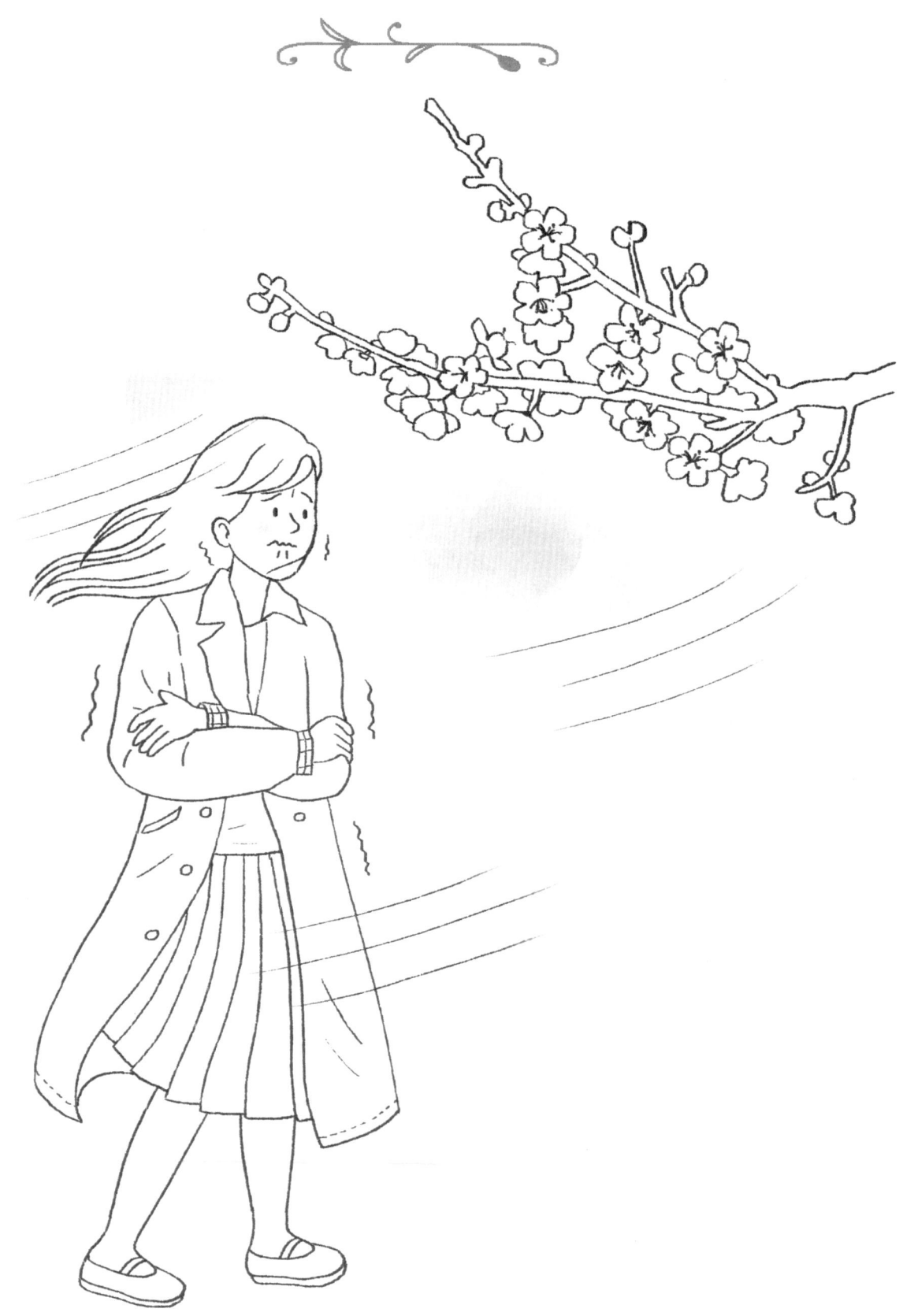

꽃샘추위 기상현상은 보통 언제 발생할까요?

봄나물의 제왕, 두릅

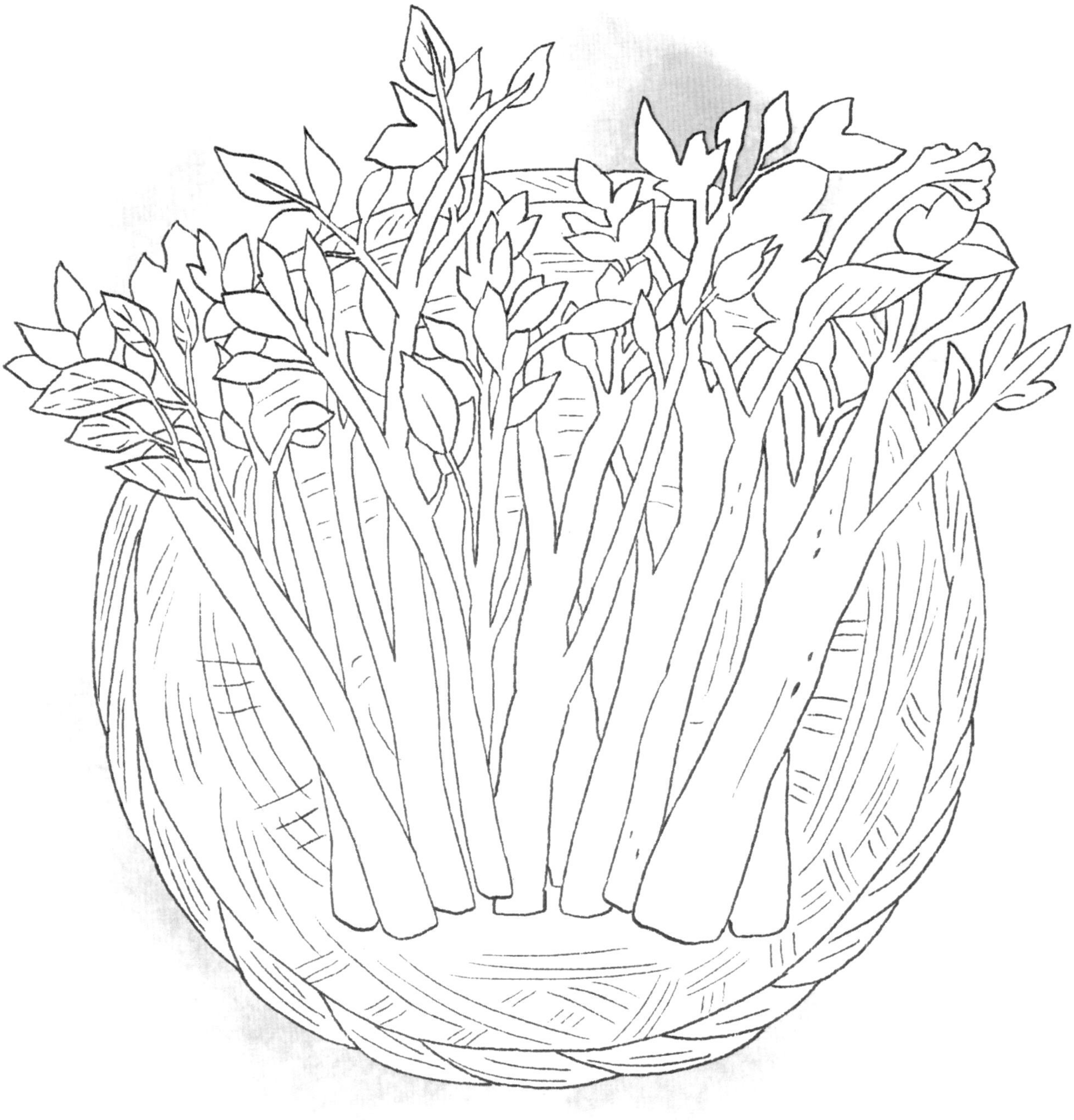

두릅은 어떻게 조리해 먹는 게 좋을까요?

땅을 보고 있는 할미꽃

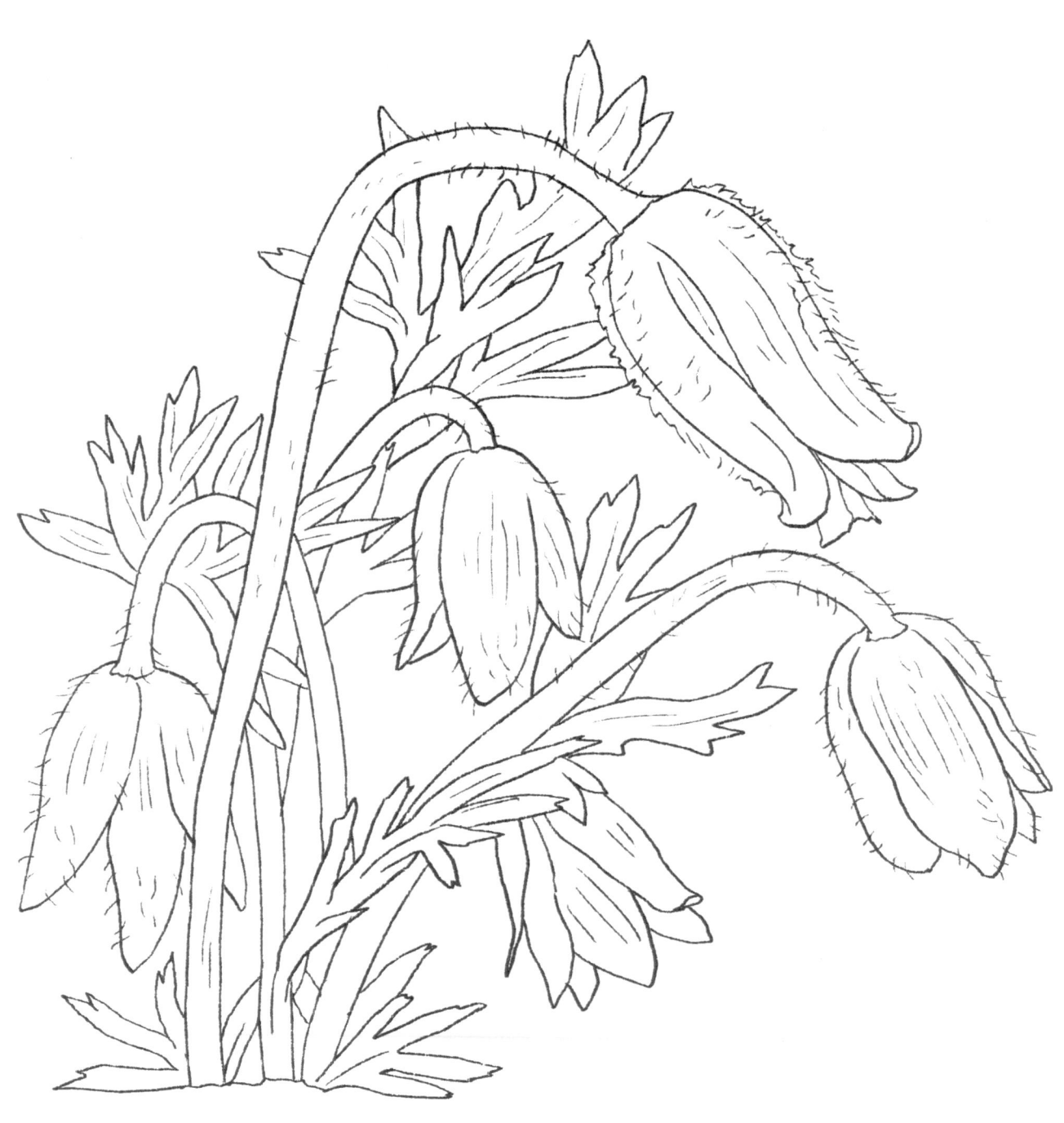

할미꽃은 어떻게 생겼나요?